Raquel Elizabeth Rivera Vargas
Karen Pamela Llerena Quishpe
Salvador Alberola Enguix

A intervenção fisioterapêutica na perspetiva dos Cuidados Centrados na Pessoa

Raquel Elizabeth Rivera Vargas
Karen Pamela Llerena Quishpe
Salvador Alberola Enguix

A intervenção fisioterapêutica na perspetiva dos Cuidados Centrados na Pessoa

Proposta de intervenção fisioterapêutica no idoso

ScienciaScripts

Imprint
Any brand names and product names mentioned in this book are subject to trademark, brand or patent protection and are trademarks or registered trademarks of their respective holders. The use of brand names, product names, common names, trade names, product descriptions etc. even without a particular marking in this work is in no way to be construed to mean that such names may be regarded as unrestricted in respect of trademark and brand protection legislation and could thus be used by anyone.

Cover image: www.ingimage.com

This book is a translation from the original published under ISBN 978-620-0-02104-5.

Publisher:
Sciencia Scripts
is a trademark of
Dodo Books Indian Ocean Ltd. and OmniScriptum S.R.L publishing group

120 High Road, East Finchley, London, N2 9ED, United Kingdom
Str. Armeneasca 28/1, office 1, Chisinau MD-2012, Republic of Moldova, Europe
Managing Directors: Ieva Konstantinova, Victoria Ursu
info@omniscriptum.com

Printed at: see last page
ISBN: 978-620-8-60945-0

Proposta de intervenção fisioterapêutica na perspetiva dos Cuidados Centrados na Pessoa.

AUTORES:

Rivera Vargas, Raquel Elizabeth

Karen Pamela Llerena Quishpe

Salvador Alberola Enguix

Conteúdo

1. Resumo

Esta proposta de intervenção fisioterapêutica é baseada no Modelo de Atenção Centrada na Pessoa, que engloba dois pontos importantes: o primeiro ponto é o tratamento fisioterapêutico para melhorar a qualidade de vida e as habilidades na realização das atividades de vida diária de cada usuário, e o segundo é a investigação da história de vida para uma abordagem integral do idoso. O período de aplicação foi curto devido à situação de confinamento decorrente da pandemia. No entanto, foi possível observar nos residentes uma melhoria da força muscular, da coordenação na realização das actividades e uma melhor predisposição para a realização dos exercícios, com um estado de espírito adequado.

A experiência no aplicativo também gerou mudanças no diálogo terapeuta-paciente, foi modificado para um diálogo de colegas residentes, a hierarquia é mantida, é um tratamento horizontal, o usuário intervém no planejamento do tratamento. Como profissional de saúde, a visão do trabalho foi modificada, pois conheci detalhes importantes da vida das pessoas, hobbies, esportes e atividades que eu fazia em outras fases da minha vida. A terapia foi abordada de uma forma diferente, assertiva e holística. Tendo em conta que os residentes são idosos com problemas de demência ou depressão, a aplicação de uma terapia individualizada não suscitou dificuldades na realização do exercício, num residente o esquema de exercícios foi modificado devido a estados de ansiedade.

Um segundo objetivo da proposta de intervenção foi a criação de uma Ficha Clínica de Fisioterapia baseada no Modelo de Cuidados Centrados na Pessoa. Para tal, a informação foi recolhida de duas formas: a primeira foi informação da equipa interdisciplinar da Residência e a segunda foram entrevistas não estruturadas aos residentes e cuidadores. A informação recolhida foi registada numa História Clínica de Fisioterapia Integral Centrada na Pessoa.

Um terceiro objetivo foi captar a História de Vida do residente na História Clínica global da Residência, a informação foi obtida em conversas com os utentes, familiares e cuidadores, embora o tempo fosse limitado, a História de Vida foi elaborada e arquivada no Diário de Bordo de cada residente.

Para obter melhores resultados, recomenda-se a aplicação do tratamento terapêutico durante 2 meses .

Palavras-chave: idoso, centros geriátricos, cuidados centrados na pessoa, fisioterapia, história de vida, história clínica, entrevista

2. Introdução e justificação

Num mundo globalizado, onde a esperança de vida tem vindo a aumentar, a Organização Mundial de Saúde (OMS, 2017) refere que até 2050 o número de pessoas com mais de 60 anos irá duplicar, pelo que é importante dar maior enfoque à Área da Saúde Geriátrica, criando programas de intervenção para o apoio e cuidado do idoso. Tendo em conta a relação diretamente proporcional entre o aumento da esperança de vida e as comorbilidades, problemas psicológicos, sociais e familiares, é necessário criar equipas interdisciplinares e programas de intervenção para o tratamento e cuidado dos idosos.

De acordo com os problemas geriátricos que uma pessoa possa ter, é necessária a atenção da equipa interdisciplinar, com a missão de lhe prestar cuidados de qualidade e calorosos. A fisioterapia faz parte desta equipa e o seu objetivo fundamental é manter uma maior independência da pessoa no seu ambiente e nas suas actividades de vida diária. O Modelo de Cuidados Centrados na Pessoa (MACP) ajuda-nos a ter uma visão mais humana, individual e empática, uma melhor relação médico-doente e uma melhor equipa interdisciplinar. O idoso é considerado como uma pessoa capaz de tomar decisões apesar dos seus problemas de saúde (Díaz et al., 2017). No MACP, são consideradas informações sobre o ambiente familiar, as preferências e os hobbies, a fim de proporcionar um tratamento humano e adequado ao idoso. Tendo em conta os benefícios do MACP, é importante modificar a visão do fisioterapeuta de forma a ter uma melhor resposta ao tratamento dos residentes.

Na prática quotidiana, o terapeuta centra-se em tratamentos e protocolos a seguir para um fim específico, sem dar maior relevância à pessoa. A presente proposta de intervenção tem como objetivo a conceção e aplicação de uma intervenção fisioterapêutica baseada nos princípios dos Cuidados Centrados na Pessoa (CCP). A intervenção proposta destina-se a pessoas com demência e problemas de coordenação e equilíbrio. Com a ajuda da equipa interdisciplinar, é analisada a história clínica e as informações recolhidas através de entrevistas com os residentes e os seus familiares, a fim de elaborar a sua história de vida; as suas preferências são também questionadas sobre, por exemplo, a música a ser utilizada nas sessões terapêuticas, a fim de as personalizar.

3. Quadro teórico

3.1 Cuidados centrados na pessoa

Centrada em proporcionar uma melhor qualidade de vida aos idosos, a fisioterapia na perspetiva do MACP e o apoio da equipa interdisciplinar, a perspetiva de tratamento é modificada para se centrar numa terapia óptima, participativa e individual, baseada nas necessidades biopsicossociais da pessoa.

Segundo a OMS (1994), a qualidade de vida é a perceção que um indivíduo tem do seu lugar na existência, no contexto da cultura e do sistema de valores em que vive e em relação aos seus objectivos, expectativas, normas e preocupações. A qualidade de vida relacionada com a saúde é a capacidade do indivíduo para realizar as actividades importantes relacionadas com a componente funcional, afectiva e social, influenciada pela perceção subjectiva. O processo de envelhecimento gera mudanças importantes no estilo de vida da população e tem repercussões significativas no volume e na distribuição da carga social da doença e na qualidade de vida (Botero e Pico, 2007). Com base na melhoria da qualidade de vida, verificam-se mudanças nos modelos de atendimento ao idoso, o idoso é considerado como o eixo para participar nas decisões sobre a sua saúde e cuidados.

A terapia centrada na pessoa é a linha de orientação para o início da ACP, baseia-se numa abordagem humanista, sendo a pessoa o foco central. Caracteriza-se pelo desenvolvimento da pessoa como um indivíduo digno e interdependente e pela sua relação com o meio ambiente. Baseia-se na melhoria das caraterísticas individuais, sociais e psicológicas, gerando estratégias de tomada de decisão, melhorando a criatividade e a auto-realização do adulto mais velho (Martínez, 2013).

O MACP tem como foco principal o utente e o seu objetivo é melhorar a sua qualidade de vida, mantendo a sua autonomia e bem-estar. Para formar organizações, instituições e profissionais na aplicação deste modelo de cuidados, foram desenvolvidos princípios, declarações e fundamentos, gerando uma organização interna e uma mudança na abordagem dos cuidados ao utente.

Para Yanguas e Rabadán (2017) o modelo de cuidados para a pessoa coloca a pessoa idosa como um agente ativo que oferece cuidados que reconhecem a pessoa independentemente do seu estatuto como um ser único e o seu direito a decidir sobre os seus cuidados e vida quotidiana, os componentes que se destacam neste modelo são

- A pessoa é o eixo fundamental; o indivíduo é considerado único, autónomo, com o poder de decidir sobre o seu bem-estar, cuidados, actividades, residência, bens.
- Sendo o protagonista na tomada de decisões, planeia com a equipa interdisciplinar actividades de acordo com as suas experiências, vivências e gostos, criando uma rotina agradável, com actividades significativas e um ambiente acolhedor.
- Os laços afectivos criados na vida de uma pessoa são fundamentais e é importante que ela mantenha uma boa relação social com a sua família e amigos.
- O espaço físico é um dos pontos importantes no MACP, para ser um ambiente caseiro, permitindo que o idoso fique num lugar quente e acolhedor e não numa enfermaria de hospital, por isso as residências têm um aspeto caseiro. O quarto é o espaço personalizado do idoso, neste espaço estarão localizados os objectos mais significativos de cada residente, é o cofre com elementos que contam a sua vida, a sua história, a sua essência como pessoa, as suas memórias.

Os princípios do ACP baseiam-se na abrangência e na personalização. Abrangência é tratar a pessoa como única, importante, individual e autónoma, respeitando as suas decisões e desejos sobre os seus cuidados. Personalização significa considerar que a pessoa tem o direito de viver num ambiente semelhante a um lar, com espaço para colocar as suas memórias de vida e os seus pertences mais preciosos, e tem o direito de estar rodeada de profissionais que a tratem como família. Os princípios delineados pela ética em relação à prática de cuidados clínicos em que se desenvolve a ACP (Díaz et al., 2017) são:

- A não maleficência, o princípio mais importante, baseia-se no facto de prestarmos o nosso serviço à pessoa, sem a intenção de a prejudicar, de ferir a sua integridade e de não espezinhar a sua dignidade enquanto indivíduo.
- Justiça, todas as pessoas têm o direito de não serem discriminadas em nenhuma circunstância, a sua raça, credo, cultura, pensamento devem ser respeitados, enquanto pessoal de saúde somos obrigados a prevenir, intervir e acompanhar os problemas relacionados com maus tratos ou discriminação.
- Autonomia, cada indivíduo é único, indivisível e insubstituível, devendo ser respeitado e valorizado, sem discriminação do seu código moral, dos seus valores e das suas crenças.
- Beneficência, cada pessoa idosa tem o direito de ter uma boa qualidade de vida, com cuidados óptimos em qualquer domínio e de ser tratada com respeito e compreensão.

Para Martínez (2013), os fundamentos da ACP são: a pessoa como eixo central, a autodeterminação, a ética, a regulamentação e o conhecimento científico. A pessoa é considerada como um ser autónomo e independente que deve ser tratado com respeito, tolerância, dignidade e com base nos princípios rigorosos da bioética. Para estabelecer o programa de actividades para a prestação de cuidados aos idosos, os profissionais têm em conta as preferências, os passatempos e as actividades que não são do agrado do utente.

O ACP baseia-se e está alinhado com as principais declarações e recomendações de várias normas e consensos internacionais. É orientada e informada pelo conhecimento científico, integrando as preferências das pessoas e o respeito pelas mesmas com intervenções baseadas na evidência que demonstraram benefícios terapêuticos para as pessoas idosas.

As regras básicas ou decálogo para a aplicação da PCA (Díaz-Veiga et al., 2017) são:

Todas as pessoas são seres dinâmicos e multidimensionais, que devem ser tratados com dignidade, considerados como seres únicos, a história de vida é a parte essencial do utente, a biografia, as experiências, as capacidades, as competências, os pontos fortes, as alegrias, as tristezas, as relações, a família, os amigos, os desafios e os projectos em diferentes fases são contados; a pessoa é visualizada como um ser autónomo com direito a tomar decisões sobre a sua saúde, residência, alimentação e relacionadas com situações que afectam a sua vida, apesar de ter uma deficiência cognitiva.

O lar ou a residência deve dispor de diretrizes para que o utente se sinta confortável durante a sua estadia, deve ser um ambiente caseiro, caloroso, acolhedor e familiar. Um ambiente descontraído, com iluminação adequada, confortável, o ambiente influenciará o comportamento e o bem-estar subjetivo; o utente que vive numa residência pode ter acesso à realização de actividades diárias que são importantes e significativas. Manter o vínculo familiar e de amigos ativo gera tranquilidade, sensação de bem-estar e estabilidade emocional na pessoa (Díaz et al., 2017).

O estudo de Howard et al, (2016), indica que o objetivo do líder de cuidados de saúde é fornecer uma abordagem abrangente e holística para melhorar a vida dos adultos mais velhos; relata que, com os recursos e o apoio certos, os adultos mais velhos podem realizar o seu potencial para se tornarem o seu próprio "líder de cuidados de saúde", assumir a responsabilidade pelo seu bem-estar e perseguir os seus objectivos pessoais auto-identificados.

A proposta de intervenção multifatorial de enfermagem centrada na pessoa desenvolvida por Ha e Park (2020) foi uma intervenção para melhorar a função física, a atividade física, o estado nutricional e a redução dos sintomas depressivos. Verificou-se a eficácia deste programa para ajudar a prevenir a fragilidade, manter a independência funcional das pessoas idosas e melhorar a sua qualidade de vida.

Esta proposta de intervenção fisioterapêutica baseada no MACP centra-se num esquema de cinesiterapia ativa com frequência, intensidade e complexidade adequadas a idosos que necessitam de cuidados prolongados, que vivem ou não em lares e que podem ou não ter demência. Este esquema de cinesiterapia centra-se numa rotina de treino fácil de aplicar e que pode ser gerida pelo prestador de cuidados.

3.1.2 Cuidados de longa duração

Normalmente, as pessoas pensam em envelhecer em casa, vivendo tranquilamente os seus anos dourados, mas alguns processos de envelhecimento, com deterioração da saúde física ou psicológica, levam a que os idosos necessitem de cuidados familiares ou profissionais em casa ou num lar de idosos. Os cuidados de longa duração são procedimentos ou processos que se aplicam no domicílio ou num centro especializado para as necessidades de cuidados dos idosos. Baseiam-se em dois princípios: em primeiro lugar, quando há deterioração física mas não intelectual, apesar das limitações, o idoso mantém um projeto de vida e tem direito a uma vida de bem-estar, plenitude e respeito. Em segundo lugar, ocorre quando o idoso apresenta uma deterioração psicológica e cognitiva que pode ser estática ou progressiva. O idoso requer cuidados adequados e é necessário adotar medidas que optimizem as capacidades físicas e mentais que permanecem intactas e compensem os défices devidos à deterioração cognitiva através da atenção e apoio do seu ambiente, gerando uma sensação de bem-estar (OMS, 2015).

Atualmente, existem lares e pessoal formado para prestar cuidados de acordo com as comorbilidades, patologias ou necessidades requeridas pelos idosos. Baseiam-se no objetivo fundamental de cuidar da saúde e de que a pessoa tenha uma velhice digna e de qualidade. Por conseguinte, os prestadores de cuidados a longo prazo devem ter em conta as orientações para a prestação de cuidados a uma pessoa, tais como: o tipo de doença que afecta o idoso, se essa doença é degenerativa ou não, o estado mental, se há presença de stress, demência, alterações psicológicas ou sociais, o grau de independência do idoso nas suas actividades diárias

O local onde o idoso vive deve cumprir as normas para evitar quedas, problemas de mobilidade e satisfazer as necessidades básicas. Existem quatro níveis de ação para garantir a satisfação das necessidades básicas das pessoas: acessibilidade, segurança, conforto e personalização. Acessibilidade, deve ser um local adequado, em que a mobilidade, a comunicação, a visualização e a acessibilidade a todos os espaços não apresentem dificuldades e não sejam perigosas para o utilizador. Segurança, na residência, devem ser efectuadas modificações no mobiliário e na distribuição para que os espaços sejam locais seguros e evitem locais que possam causar quedas ou lesões. Sentimento de lar, ajuda a pessoa a ter uma relação de pertença com o ambiente, controlando ou evitando períodos de ansiedade ou depressão no idoso. Personalização, deve ser um espaço privado com relevância para as caraterísticas da pessoa, o quarto do utilizador deve incluir memórias da família, hobbies, amigos e gostos (Moreno, 2017).

O estudo de Goudriaan et al, (2021) revelou resultados favoráveis sobre a iluminação interior adequada, referindo-se à redução dos sintomas depressivos e à facilitação da orientação espacial. Relativamente ao comportamento desafiante, apenas encontrámos indicações para uma intervenção luminosa muito específica para diminuir a agitação.

3.1.3 Reminiscências

A influência de situações sociais, familiares e individuais ao longo da vida pode levar a mudanças estruturais no processo de envelhecimento dos adultos mais velhos, ao mesmo tempo que influencia a saúde e o bem-estar (Bech et al., 2019). A reminiscência beneficia a saúde cognitiva, aumentando a memória e influenciando a capacidade de pensar, aprender e recordar com clareza.

A reminiscência é uma terapia não farmacológica utilizada especialmente para pessoas com demência, que têm dificuldade em recordar acontecimentos recentes, mas têm facilidade em recordar o seu passado, especialmente a sua infância e juventude. A pessoa pode ligar-se à memória de aptidões e capacidades adquiridas numa idade mais jovem, informação que o profissional de saúde terá todo o gosto em desenvolver e encorajar.

Os adultos mais velhos recorrem à recordação de acontecimentos, sentimentos e pensamentos do passado para criar e facilitar sentimentos de prazer, melhorar a qualidade de vida ou adaptar-se a situações. A reminiscência pode desempenhar um papel positivo na melhoria da qualidade de vida, do desempenho da memória, da consciência e do estado de saúde quando aplicada como tratamento psicológico. As pessoas idosas que regressam ao passado através das suas memórias podem ajudar as pessoas a alcançar um maior equilíbrio nas suas vidas (Kousha et al., 2021).

A reminiscência deve ser orientada por um profissional, que ajudará o idoso a interpretar, explorar e examinar as suas emoções, memórias, gerando pensamentos positivos e ultrapassando episódios do passado. A orientação de um profissional ajuda a evitar a ansiedade e a depressão.

No MACP, a reminiscência é importante, pois gera memórias importantes na pessoa, esta informação é capturada na história de vida do utilizador, um documento que integra memórias, modo de vida, passatempos, experiências, expectativas, realizações, fracassos escritos como uma história, descrevendo um ser único e irrepetível.

A música como parte do processo de reminiscência é importante para a recordação, o estudo de Lopez et al. (2020) sobre a indução emocional autobiográfica em pessoas idosas através de canções populares identificou que a música produz efeitos diferentes consoante a idade. A enculturação pode ser um fator mediador importante na emocionalidade e na memória. O desenho do estudo produziu um nível relativamente elevado de especificidade da memória e de positividade emocional.

3.1.4 História de vida

A história de vida é um método utilizado em gerontologia como elemento complementar para a intervenção e cuidado do adulto mais velho, é uma bibliografia narrada pelo adulto mais velho sobre acontecimentos da sua vida, em pessoas com demência esta história é contada ou corroborada pela família e amigos. No estudo de El Haj e Gallouj (2019) sobre memórias autodefinidas no envelhecimento normal, concluem que a atualização da identidade ao longo da vida, pelo menos no envelhecimento normal, pode estar relacionada com a formação e recuperação de memórias autodefinidas, memórias que levam à criação de guiões narrativos, que por si só servem de ingredientes para "capítulos" ao longo da vida.

Num outro estudo realizado por Bluck e McAdams (2021) sobre a vulnerabilidade dos adultos mais velhos à pandemia, verificaram que os adultos mais velhos são emocionalmente estáveis ao nível da sociedade e consideram que, ao realizar histórias de vida, a imagem que emerge é a de adultos mais velhos com potencial para mostrar uma força psicossocial considerável, apesar das adversidades da pandemia (Lind et al, 2021).

Envelhecimento ativo

Num mundo em mudança, o acesso a inovações e melhorias na saúde, tecnologia e alimentação, com programas para manter um estado de saúde ótimo, mudou a vida das pessoas, melhorando as condições e aumentando a esperança de vida, levando a um fenómeno de envelhecimento. O aumento da esperança de vida e o envelhecimento da população criam desafios económicos, sociais e de saúde que devem ser enfrentados pelos prestadores de cuidados de saúde, pelos membros da família e pela sociedade (OMS, 2012).

A OMS (2002) modificou o conceito de Envelhecimento Saudável como um processo de promoção e manutenção da capacidade funcional que permite o bem-estar na velhice. Sugere que envelhecer não é a ausência de doença, é manter uma vida saudável com acompanhamento médico programado, evitando complicações de comorbidades, predisposição a doenças por factores hereditários ou genéticos, ou alterações por doenças adquiridas.

As diretrizes da OMS (Bull et al, 2020) reafirmam as recomendações publicadas pela OMS (2010), nas quais se refere que a atividade física é melhor do que nada para obter resultados de saúde óptimos e reduzir os comportamentos sedentários. Sublinha a importância de actividades aeróbicas e de fortalecimento muscular regulares.

São necessárias cinco orientações para alcançar um envelhecimento ativo (Governo de Espanha, 2011).

- Para uma boa saúde, o programa baseia-se na promoção de uma alimentação saudável, consultas médicas programadas, monitorização dos sinais vitais, exames clínicos regulares, controlo da toma diária de medicamentos.
- Bom funcionamento físico, exercício físico pelo menos três vezes por semana, manutenção da atividade física na rotina diária. Um programa de atividade física pode ser realizado sob a orientação e supervisão de profissionais.
- Bom funcionamento mental, actividades intelectuais e cognitivas para manter e melhorar a capacidade mental e de aprendizagem.
- Ser independente e autónomo: na rotina diária, realizar actividades de forma autónoma e independente, de modo a evitar a limitação funcional e a dependência.
- Envolvimento e participação social: para evitar problemas de depressão ou de abandono, é importante o contacto com a família, os amigos e a realização de actividades de grupo.

O exercício diário em adultos mais velhos é essencial para um envelhecimento ativo, tal como demonstrado pelo programa de caminhada de 3 meses em adultos mais velhos de Hsu et al. (2021), que revelou melhorias significativas na composição corporal (IMC), força e desempenho dos membros inferiores, equilíbrio e função de mobilidade.

3.2.1Esboço do corpo

As alterações do esquema corporal do idoso podem causar dificuldades na independência e na realização das actividades da vida diária.

O esquema corporal é a base de conhecimento, ideia ou conceção pessoal que o indivíduo tem do seu corpo. A conceção do esquema corporal é fundamental para que o adulto idoso tenha uma perceção do seu corpo. Para melhorar ou recuperar o esquema corporal, é necessário trabalhar a lateralidade, a atitude, o relaxamento e a respiração.

Lateralidade, tem como objetivo trabalhar os esquemas de cima-baixo, esquerda-direita, o trabalho de melhoria do trabalho do lado dominante e não dominante. Atitude, é a modificação não voluntária que o corpo sofre devido a causas internas e externas, que afecta o tónus muscular. O tónus muscular pode ser visto em três níveis: tónus de repouso, tónus de atitude e tónus de ação. No tónus *de repouso*, o corpo está relaxado, em repouso, sem a presença de graus de tensão. No *tom de atitude,* neste estado, o tónus muscular prepara-nos para o movimento, pronto a reagir a um estímulo. No *tónus de ação,* o tónus muscular aumenta para realizar um esforço. Relaxamento, são utilizados diferentes métodos de relaxamento para melhorar o esquema corporal. A respiração, o controlo adequado da respiração ajuda ao conhecimento do corpo, acompanha a técnica de relaxamento.

Ao avaliar a postura, o movimento e a força no idoso, o terapeuta deve registar na história clínica se existem alterações no tónus muscular do residente que provoquem alterações no esquema corporal do mesmo.

3.2.2 Coordenação

O residente com uma coordenação adequada aumenta a eficiência na receção da informação sobre a posição do corpo, através do trabalho do sistema nervoso central, com uma comunicação adequada com o sistema muscular, para manter o controlo sistemático do movimento. A coordenação deve ser trabalhada de forma esquemática, contínua e complexa, e os exercícios devem ser práticos, acessíveis, adaptáveis e variáveis para que o idoso possa realizar a tarefa de forma optimizada.

Ao trabalhar na coordenação, devem ser tidos em conta os seguintes aspectos

- Desenvolver ou melhorar o esquema manual-ocular.
- Controlar a manipulação do espaço-tempo, melhorar a perceção da distância e a relação constante entre movimento e ritmo, adquirir noções de antes, durante e depois, de simultaneidade e sucessão, de perceção de pausas, ritmos e durações.
- A constância perceptiva é um conjunto de processos de aprendizagem baseados na estimulação constante de movimentos

complexos em diferentes actividades. Pode ser melhorada e mecanizada com a ginástica rítmica.

Avaliação geriátrica exaustiva

Nas linhas orientadoras do envelhecimento ativo, a prevenção e o acompanhamento médico são importantes para uma boa saúde, pelo que a equipa interdisciplinar deve realizar uma avaliação geriátrica global (AGG), que é um instrumento que permite, juntamente com a avaliação clínica do doente idoso, integrar conhecimentos das esferas clínica, psicológica, mental e social, o que possibilita uma visão ampla e clara da situação do doente, tendo como principal objetivo melhorar a precisão do diagnóstico, bem como identificar problemas relacionados não diagnosticados anteriormente.

A realização de um IGV dá-nos objectivos claros e precisos (D'Hyver, 2017):

- Gerar novos diagnósticos, ao fazer uma avaliação global do corpo humano sem se concentrar apenas nos sinais e sintomas da doença atual, é possível encontrar problemas médicos que não foram considerados e que afectam o estado de saúde.
- Com um diagnóstico completo, pode ser efectuado um tratamento adequado, reduzindo assim o número de dias passados em instituições de saúde.

- Com um VGI, o utente é tratado por uma equipa médica interdisciplinar, o que permite reduzir os custos dos cuidados de saúde e diminuir o tratamento medicamentoso.
- No momento da alta hospitalar e após uma avaliação funcional, cognitiva e afectiva, obtêm-se diagnósticos e tratamentos optimizados, centrados no estado de saúde global do utente.
- Com a aplicação de uma VGI e a avaliação de uma equipa interdisciplinar, o utilizador terá uma melhor qualidade.

A VGI deve ser gerida pela equipa interdisciplinar e incluirá uma anamnese e um exame físico (D'Hyver, 2017):

- Cabeça: avaliação das artérias temporais, boca (estado dentário, próteses, micoses, tumores), olhos (capacidade visual e presença de cataratas, entrópio e ectrópio), capacidade auditiva.
- Pescoço: presença de bócio, linfadenopatia, ingurgitamento jugular, sopros, rigidez cervical.
- Tórax: auscultação cardíaca e pulmonar, palpação dos seios nas mulheres e presença de deformações da coluna vertebral (cifose dorsal).
- Abdómen: igual ao do adulto (inspeção, palpação, percussão e auscultação).
- Exame rectal: para hemorróidas, impactação fecal e exame da próstata nos homens.

- Membros: força e tónus muscular, presença de pulsos e reflexos e pesquisa intencional de edema ou deformidades articulares (incluindo dedos dos pés).
- Neurológicas: Distúrbios da fala, tremor, rigidez, acinesia, equilíbrio, marcha, sensação.
- Pele: lesões tróficas, úlceras, tumores.

Além disso, será incluída uma avaliação funcional, índice de Katz (1963, citado em D'Hyver, 2017), índice de Lawton e Brody (1993, citado em D'Hyver, 2017); desempenho físico SPPB; marcha e equilíbrio; avaliação nutricional; e avaliação afectiva. Esta avaliação exaustiva proporciona uma visão global da pessoa, do seu estado de saúde físico, mental, psicológico e social, para que a equipa interdisciplinar possa proporcionar um tratamento abrangente.

No estudo "Medication costs in older patients: before and after comprehensive geriatric assessment" (Custos da medicação em doentes idosos: antes e depois de uma avaliação geriátrica exaustiva), realizado por Unutmaz et al. (2018), demonstrou-se que a VIG pode reduzir a prevalência da polifarmácia nos idosos. Além disso, isto terá efeitos benéficos nos parâmetros económicos devido à diminuição dos custos dos cuidados de saúde relacionados com a medicação.

3.4 Fisioterapia

De acordo com as orientações para o envelhecimento ativo, a fisioterapia é um meio de apoio para o conseguir. A fisioterapia desempenha um papel importante na recuperação do indivíduo para melhorar ou manter a sua independência e realizar as actividades da vida diária. A fisioterapia é a arte e a ciência do tratamento físico; ou seja, o conjunto de métodos, acções e técnicas, que através da aplicação de meios físicos curam, previnem doenças, promovem a saúde, recuperam, habilitam e readaptam pessoas afectadas por disfunções somáticas ou aquelas que desejam manter um nível adequado de saúde (COLFISIOCV, 2021).

De acordo com a VGI, a fisioterapia é aplicada de forma preventiva, curativa ou paliativa, intervindo com a aplicação de técnicas e métodos para que a pessoa possa realizar as actividades da vida diária com independência e autonomia.

3.4.1 Avaliação fisioterapêutica

A avaliação fisioterapêutica é realizada através de um processo de diálogo, interagindo com o paciente, com a aplicação objetiva de testes, escalas e exames clínicos para fazer um diagnóstico adequado, estabelecer metas e tempos de tratamento para uma reabilitação ideal (Mantilla, 2018).

O terapeuta realizará uma avaliação de acordo com o seu nível de observação, perícia e experiência, e procederá a uma avaliação detalhada do indivíduo, determinando os seus défices, capacidades residuais, alterações neuromusculoesqueléticas, grau de dificuldade na execução de diferentes movimentos e perda de agilidade nas actividades da vida diária. Com o diagnóstico desenvolvido pela equipa interdisciplinar, o terapeuta irá determinar o tipo de avaliação, testes e instrumentos a utilizar para dar uma interpretação e fazer um diagnóstico terapêutico, prognóstico e tomada de decisão clínica para a implementação de programas de reabilitação (Mantilla, 2018). Através da análise da história clínica e da avaliação efectuada pelo terapeuta, serão definidos os objectivos a curto e longo prazo, o número de sessões e o tipo de tratamento.

A avaliação será registada na história clínica fisioterapêutica, constituída por: anamnese, diagnóstico clínico, medicação, exame físico, sistema músculo-esquelético, sistema funcional neuromuscular, com a análise desta informação serão determinados os objectivos, plano de tratamento, observações e recomendações.

A anamnese é a parte da história clínica onde se detalham os dados pessoais, sociais e profissionais, avaliando o ambiente e uma visão da estrutura psicológica do paciente. Por outras palavras, será detalhada a história médica que precede a doença atual (Kottke e Lehmann, 2002).

O diagnóstico clínico é um processo que se conclui após a avaliação do quadro clínico, cuja função é definir a doença que afecta um doente. O quadro clínico é composto por três elementos inter-relacionados: a síndrome, a doença e o contexto. A síndrome é o conjunto de sinais e sintomas apresentados pelo paciente desde o início da doença, a doença é determinada pela relação dos sinais e sintomas apresentados pelo paciente, e o contexto é a relação do ambiente social, económico e psicológico em que se desenvolve a pessoa que sofre da doença (Capurro e Rada, 2007). O fisioterapeuta parte do diagnóstico clínico para determinar o tipo de avaliação terapêutica a realizar no paciente, e ao mesmo tempo vai fornecer uma orientação para uma abordagem global dos problemas ou défices que o paciente possa apresentar.

Em termos de medicação, faz-se referência aos medicamentos que são administrados ao doente para manter o equilíbrio e o funcionamento do organismo. O terapeuta recolhe informações com base nestes parâmetros para determinar os programas de tratamento.

O exame físico músculo-esquelético avalia a dor, a deformidade, a fraqueza, a limitação de movimentos e a rigidez. O exame físico tem três funções (Kottke e Lehamann, 2002)

1. Ver o alinhamento de uma estrutura, se existem desvios, deformações, movimentos e se a sua biomecânica é normal.
2. Encontrar problemas secundários à doença que possam afetar indiretamente a estrutura.

3. Avaliar a capacidade residual dos sistemas ou partes de sistemas não afectados pela doença.

No exame físico, o terapeuta avaliará a pele, se existem proeminências ósseas, alterações vasomotoras, lesões, cicatrizes ou dermatites. A sensibilidade será avaliada se o paciente apresentar alterações, se houver áreas anestesiadas, dor superficial, dor profunda. Para o sistema músculo-esquelético, a unidade funcional é a articulação e as suas estruturas associadas: a membrana sinovial e a cápsula, os ligamentos e os músculos circundantes (Kottke e Lehmann, 2002). Ao avaliar o sistema músculo-esquelético, determinamos as anomalias na forma e no alinhamento que podem causar problemas que afectam o doente. A avaliação inclui a inspeção, a palpação, a amplitude de movimento passiva, a estabilidade, a amplitude de movimento ativa e a força muscular.

Na inspeção, a articulação é examinada quanto à simetria do contorno e do tamanho. À palpação, localiza-se a origem da dor, das contracções, das tumefacções, das massas ósseas ou dos derrames sinoviais. Na amplitude de movimento passiva, o doente está relaxado e o terapeuta efectua o movimento da articulação e determina se existem limitações ao movimento. Na estabilidade, são utilizados diferentes testes para avaliar se a causa do problema patológico é provocada pelo músculo, cápsula ou ligamento. Na amplitude de movimento ativa, o terapeuta pede ao paciente para realizar um movimento específico e verifica se existe dor ou limitação de movimento. A força muscular é determinada de acordo com o teste de Daniels, que indicará o grau de força muscular do paciente.

O Teste Funcional Neuromuscular define a capacidade do paciente para realizar as actividades diárias. Determina o estado funcional do paciente. São realizados testes em que o doente demonstra a sua destreza ou o seu défice. Avalia o equilíbrio sentado e em pé, as transferências, a capacidade de alimentação, a capacidade de se vestir, a capacidade de higiene pessoal e a marcha (Kottke e Lehmann, 2002).

Equilíbrio na posição sentada, se o doente dominar ou mantiver esta posição, será capaz de realizar actividades de transferência. As transferências são avaliadas a partir da mudança de posição de decúbito, de decúbito ventral para supino e lateral, sentado, de pé e a andar. O equilíbrio na posição de pé é um requisito para a marcha, o equilíbrio é avaliado com e sem apoio, o apoio numa perna e a reação de equilíbrio; a dificuldade ou incapacidade de realizar estes testes sugere problemas a nível vestibular que serão avaliados pelo especialista. Capacidade de alimentação, é avaliada a coordenação mão-boca. Capacidade de vestir-se, é avaliada a coordenação do paciente para se vestir. Capacidade de higiene pessoal, avalia-se a independência do paciente na realização das actividades de higiene pessoal e o grau de dificuldade que tem para as realizar. Deambulação, avaliando-se o equilíbrio do doente quando está de pé e se tem dificuldades nas fases da marcha (Bernal et al, 2006).

Para a realização da avaliação fisioterapêutica da presente proposta de intervenção, foram analisados os seguintes factores: faixa etária, tipo de atividade de vida diária, condições sociais, psicológicas e físicas. Assim, na avaliação dos factores, foram determinados os seguintes testes e avaliações: Teste Postural, Teste de Daniels, Escala de Tinetti, Escala de Berg, Teste de Equilíbrio, Teste de Velocidade de Marcha, Teste de Subida da Cadeira, Escala de Rosow- Breslau.

Quanto ao plano fisioterapêutico, esta secção da história clínica analisará os dados da avaliação e determinará os objectivos a curto e a longo prazo. Serão tidas em conta as recomendações da equipa interdisciplinar e as comorbilidades do paciente. Com os objectivos traçados, será estabelecido o número de sessões e o tratamento a seguir, em função da patologia e da avaliação, serão aplicados meios físicos, eletroterapia, cinesiterapia, manipulação instrumental. Nesta proposta de intervenção, são aplicados três tipos de actividades: cinesiterapia ativa assistida, exercícios de coordenação e equilíbrio e circuitos.

A cinesioterapia consiste em exercícios de aquecimento, de alongamento, de reforço, de equilíbrio e de coordenação. A avaliação fisioterapêutica determinará a duração, a frequência, o ritmo de progressão e a intensidade de cada exercício. A duração é determinada pela condição física do paciente e pode durar entre 10 e 30 minutos. A frequência é determinada pela rotina diária do paciente, pelo seu nível de atividade física e pelas suas comorbilidades. No grupo de exercícios proposto, começámos com uma rotina de 5 minutos e aumentámos diariamente até atingir 30 minutos de atividade. O ritmo de progressão será de acordo com as comorbilidades, o estado mental e físico do paciente. A intensidade será progressiva com a cinesiterapia ativa assistida, à medida que o idoso domina o exercício, passará à cinesiterapia ativa livre e terminará com a cinesiterapia ativa resistida. Quando 50% do tratamento tiver sido concluído, o estado do paciente deve ser avaliado e deve ser verificado se os objectivos estabelecidos estão a ser cumpridos.

Nas observações e recomendações, são anotadas as orientações e diretrizes dadas ao paciente para a realização dos exercícios, o número de repetições e as sugestões para realizar as actividades da vida diária sem dificuldade.

3.4.2 Cinesioterapia

É um eixo importante para a fisioterapia, é um conjunto de técnicas e procedimentos baseados no movimento que é aplicado em fisioterapia para o tratamento e prevenção de doenças que produzem problemas ou alterações no sistema locomotor e no sistema muscular. Ajuda-nos a melhorar ou manter o trofismo e a potência muscular (Fernández e Melián, 2013).

Os objectivos da cinesiterapia estão ligados aos objectivos definidos pelo terapeuta, ajudando-nos assim a melhorar a estrutura do corpo, a evitar e a reduzir a retração dos músculos, dos tendões ou dos ligamentos. Por outro lado, previne a rigidez articular, ajuda-nos a melhorar ou a recuperar o movimento normal das articulações. Com a aplicação de exercícios, as atitudes e posturas viciosas são corrigidas. Ao melhorar a tonificação muscular e corrigir as atitudes viciosas, consegue-se o relaxamento e a redução da dor (De las Peñas e Ortiz 2013).

A aplicação da cinesiterapia como técnica de manutenção e de prevenção permite melhorar a função muscular e evitar a atrofia muscular, a fibrose, a estase venosa e linfática, que podem ser causadas por períodos de imobilização. A cinesiterapia melhora o desempenho do idoso nas actividades da vida diária.

A cinesiterapia, quando aplicada de forma direcionada e adequada, tem um efeito benéfico no corpo humano. Optimiza o trabalho cardiovascular e respiratório. Tem um efeito positivo a nível psicológico, emocional e fisiológico. A estimulação do exercício físico aumenta o processo de remodelação óssea. Ao mesmo tempo, a aplicação da cinesiterapia ativa resistida hipertrofia as fibras musculares

Os princípios básicos da cinesiterapia fornecem diretrizes essenciais para o exercício.

- O residente deve estar numa posição confortável. O terapeuta deve estar numa postura ergonómica para evitar a fadiga e problemas de coluna.
- Confiança paciente-terapeuta: o paciente deve compreender as diretrizes do exercício e, ao mesmo tempo, confiar no terapeuta para indicar se sente que não está a ser tratado com respeito.
- O terapeuta deve ter em conta que cada paciente é único e, por isso, o exercício deve ser planeado individualmente.
- Respeito pela dor: a dor gera fenómenos de defesa no doente, como o aumento da tensão muscular ou compensações que podem ir contra o objetivo desejado.
- Progressão do tratamento: frequência das sessões, duração dos tratamentos e dosagem em cada uma das mobilizações, em função da patologia e da melhoria de cada paciente.

A cinesiterapia é classificada em passiva e ativa. Na cinesiterapia passiva, o terapeuta movimenta a articulação sem que o doente tenha de fazer qualquer esforço. Na cinesiterapia ativa, o doente executa o movimento sob a orientação do terapeuta. A cinesiterapia ativa pode ser ativa livre ou ativa assistida. Por outro lado, na cinesiterapia ativa livre, o paciente possui a força muscular, o equilíbrio e a coordenação necessários para realizar o exercício sem problemas. Por último, na cinesiterapia ativa assistida, o doente não dispõe de força muscular, equilíbrio e coordenação adequados e necessita do apoio do terapeuta para realizar o exercício.

A cinesioterapia ativa engloba vários métodos, técnicas e processos que são aplicados ao utilizador com uma avaliação fisioterapêutica prévia. Um dos métodos aplicados é o de Frenklen (1946, como citado em Kottke e Lehmann, 2002) e uma série de circuitos de treino de coordenação. O método de Frenklen consiste em exercícios sistemáticos e graduados que são utilizados para o tratamento da incoordenação. A aplicação deste método ajuda a regulação voluntária do movimento, utilizando qualquer parte do mecanismo sensorial que tenha permanecido intacta, normalmente os sentidos da visão, da audição e do tato, para compensar a perda da sensação cinestésica. Os seus princípios são: concentração, precisão e repetição. Concentração: ao realizar o exercício, a pessoa não deve ter qualquer elemento que a distraia, os seus sentidos devem estar concentrados na ação do movimento. Precisão: ao executar o movimento, não deve haver erros, por isso a pessoa não tem limite de tempo para executar o exercício. As repetições, quanto mais repetições sem falhas, mais o cérebro irá registar o exercício, dominando assim o movimento (Romero, 2016).

O seu objetivo é regular o movimento, a pessoa, ao realizar repetições controladas e exactas de um exercício, domina-o, o que gera confiança e segurança. A aplicação deste método é progressiva e a complexidade dos movimentos aumenta. Começa com repetições mínimas e é aplicado progressivamente. A progressão do exercício deve obedecer a vários parâmetros: a velocidade, a amplitude e a complexidade do exercício devem ser alternadas. À medida que o utilizador domina o exercício, este deve ser modificado em termos de dificuldade e não de potência. Devem ser iniciados exercícios simples com grande amplitude articular e substituídos por movimentos mais finos que exijam maior precisão. Inicialmente, o exercício deve ser efectuado com os olhos abertos, depois com os olhos fechados. O exercício não deve ser extenuante, não deve provocar fadiga nem gerar um esforço muscular elevado.

Com a avaliação inicial, o fisioterapeuta determinará o grau de incapacidade ou de dificuldade do utilizador e elaborará um programa de exercícios de reeducação. A sequência pode ser de supino para lateral, prona, sentado, de pé e a andar. À medida que o utilizador pratica os exercícios, torna-se mais fácil dominá-los. Evitar exercícios intensos que provoquem fadiga, tonturas ou cansaço.

Relativamente aos circuitos de treino de coordenação, trata-se de um grupo de exercícios interligados e sequenciais, com períodos de descanso, estabelecidos pelo terapeuta com uma duração de 10 a 20 minutos, que agrupam exercícios de aquecimento, alongamento, coordenação, equilíbrio e marcha. O terapeuta deve transmitir segurança, confiança e explicar de forma simples cada ponto do circuito. Se for necessário, o terapeuta executa primeiro o circuito para que o idoso compreenda a atividade a realizar. O terapeuta pode guiar ou apoiar o idoso com a sua mão para o tranquilizar na execução do exercício.

O trabalho no circuito é individualizado, a duração e as modificações serão efectuadas em função das comorbilidades do paciente. O utilizador melhorará a sua concentração, agilidade, equilíbrio, estado mental e nós ajudá-lo-emos a realizar mais facilmente as suas actividades diárias.

Ao escolher um circuito, deve ser considerado o nível de complexidade da atividade com orientações e tempos específicos, o método a utilizar, os objectivos a atingir, os recursos necessários, as experiências a desenvolver durante a realização da atividade e a avaliação no final do circuito.

Para conceber os circuitos, devemos delinear os objectivos com uma finalidade específica, centrando-nos no desenvolvimento das capacidades do idoso. A construção das tarefas em função da sua própria estrutura e capacidades pode ser dividida em sub-tarefas, que devem estar relacionadas entre si para trabalhar a progressão, a complexidade, o aumento dos elementos e a duração do circuito.

Para atingir um objetivo, é importante conhecer os elementos que influenciam o desempenho das tarefas, os factores que afectam o idoso podem ser biológicos, psicológicos e sociais. O terapeuta avalia os factores antes de realizar a atividade ou tarefa e pode modificá-la antes de cada intervenção. A modificação das tarefas deve ser compatível com os objectivos estabelecidos.

Cada sessão deve ser estruturada em três partes, a primeira ou preparatória, a segunda ou básica e a terceira de relaxamento. A primeira parte ou preparatória baseia-se na fase de aquecimento e alongamento, que prepara o corpo para ativar o organismo e prepará-lo para a atividade de esforço, o tempo aproximado para esta atividade é de 5 a 10 minutos. Considera-se que se divide em duas partes, a primeira é passiva com exercícios respiratórios para oxigenar e relaxar o corpo, a segunda parte é ativa, uma curta caminhada e exercícios de alongamento serão realizados progressivamente sem que o paciente faça um grande esforço.

A segunda parte ou parte básica, nesta fase a pessoa fará o seu esforço máximo, o tempo médio a ser utilizado é de 15 a 30 minutos, o tempo, a velocidade, a força e a resistência da atividade devem ser considerados, dependerá das caraterísticas físicas e psicológicas e das doenças que cada idoso apresenta na aplicação da atividade.

A terceira ou última fase, esta fase é a clama ou adaptação do exercício para relaxar e reduzir a intensidade da atividade, esta sessão dura normalmente entre 5 a 10 minutos. São aplicadas técnicas de relaxamento, exercícios de respiração e alongamentos.

É importante observar o comportamento da pessoa durante a realização do exercício, suspendendo ou fazendo períodos de repouso se houver tonturas, taquicardia, fadiga, dispneia ou cansaço. Ao trabalhar com adultos mais velhos em circuitos de coordenação, o terapeuta deve considerar que devem ser efectuadas modificações durante a realização da série de exercícios para evitar frustração ou períodos de ansiedade no paciente. A complexidade do exercício deve ir de baixa a alta, o terapeuta não pode deixar o paciente a realizar o exercício sozinho e deve estar ao lado orientando e alerta para uma perda de equilíbrio que pode causar uma queda (Garcia, 2013).

Em fisioterapia, a cinesioterapia adequada para os idosos baseia-se na capacidade aeróbica e no historial médico deste grupo etário. Um programa de cinesioterapia para pessoas idosas deve considerar períodos curtos de exercício alternados com intervalos regulares de descanso, sendo importante realizar exercícios que envolvam o maior número possível de grupos musculares com o mínimo de esforço. Para facilitar a aprendizagem, a recordação e a execução, devem ser evitadas actividades complicadas (Kottke e Lehmann, 2002).

As principais vantagens da atividade física em idades mais avançadas (Governo de Espanha, 2011) são:

- A atividade física estimulada melhora e preserva o trofismo muscular e a densidade mineral óssea, prevenindo a atrofia muscular por desuso e a osteoporose.
- Aumenta a capacidade aeróbica de esforço e melhora a qualidade de vida.
- Reduz o risco de doenças cardiovasculares. Reduz igualmente o risco de problemas cardiovasculares causados pelo tabagismo ou pela hipercolesterolemia.
- Melhora o equilíbrio hídrico e previne assim doenças como a diabetes mellitus e a obesidade.
- Ajuda ao relaxamento e à eliminação de toxinas, reduzindo assim os problemas de ansiedade e depressão. Melhora a atividade mental.
- Colabora nos processos de fisioterapia, desempenhando um papel positivo na reabilitação articular, respiratória, traumatológica, vascular e pós-cirúrgica.

No estudo sobre o exercício físico para a prevenção e o tratamento da doença de Alzheimer, realizado por De la rosa et al. (2020), conclui-se que a promoção de alterações do estilo de vida nas fases pré-sintomática e pré-demencial da doença pode ter o potencial de atrasar um terço das demências em todo o mundo

Por outro lado, o estudo de Hortobágyi et al. (2021) indica que o aumento do desempenho motor é frequentemente acompanhado por adaptações neuroplásticas no sistema nervoso central para melhorar a função no adulto mais velho. O autor recomenda uma análise sistemática com novas abordagens para corroborar a relevância funcional da neuroplasticidade induzida pelo treino de resistência.

3.4.3 Fisioterapia da ACP

Enquanto profissionais de saúde, somos treinados para satisfazer as necessidades básicas da pessoa, que estão englobadas nas 5 necessidades básicas: conforto, identidade, ligação, ocupação e inclusão. O conforto está relacionado com o estabelecimento de uma relação de afeto, respeito e preocupação com o idoso. Identidade, conhecer a sua história, as suas preferências, aversões, sentimentos e pensamentos. Vinculação, ao realizarmos o tratamento desenvolvemos laços ou compromissos com o utente. Ocupação, ao realizar o tratamento e durante a realização da cinesioterapia, devemos tentar fazer com que o utente se sinta útil e ativo. Inclusão, se for viável realizar actividades de grupo uma vez por semana para que os utentes se sintam parte de uma comunidade (Moreno, 2017).

A abordagem da fisioterapia baseada no MACP deve ter várias diretrizes:

- As sessões de fisioterapia devem ser individuais e orientadas pelo terapeuta, a pessoa é considerada como um ser único e irrepetível, pelo que a atenção se baseia na satisfação das necessidades particulares do utente.

- Os adultos mais velhos com historial de demência devem ser tratados com respeito. É importante inquirir sobre a sua história de vida com a família e a equipa interdisciplinar de cuidados, de modo a ter uma abordagem abrangente dos seus problemas de saúde.
- Como cada pessoa é única e irrepetível, é necessário, com a avaliação fisioterapêutica, elaborar um plano de terapia adequado às necessidades, exigências e limitações de cada utente.
- Uma vez estabelecido o programa de fisioterapia, este deve ser socializado com o idoso para obter feedback ou modificações no programa de exercícios.
- Na execução da intervenção terapêutica, é importante ter em conta as recomendações da equipa interdisciplinar.
- Uma ou duas vezes por semana, a música ao gosto do utilizador é incluída na terapia.
- Dar recomendações e orientações para a realização das rotinas ao prestador de cuidados ou auxiliar do centro geriátrico.

O programa de 9 semanas de treino aeróbico e de força melhora a função cognitiva e motora em doentes com demência, segundo Bossers (2015), demonstrou que, em comparação com um grupo de controlo sem exercício, uma combinação de treino aeróbico e de força é mais eficaz do que o treino aeróbico isolado para abrandar o declínio cognitivo e motor em doentes com demência. Não foram encontrados efeitos mediadores entre a melhoria da função cognitiva e a melhoria da função motora.

O ensaio sobre demência e atividade física do treino de exercício de intensidade moderada a alta para pessoas com demência, realizado por Lamb et al. (2018), mostrou que um programa de treino de exercício aeróbico e de força de intensidade moderada a alta não retarda o declínio cognitivo em pessoas com demência ligeira a moderada. O programa de exercícios melhorou a aptidão física, mas não houve melhorias notáveis noutros resultados clínicos.

Além disso, no estudo de Morris et al. (2017) baseado no exercício aeróbico para a doença de Alzheimer: um ensaio piloto controlado e aleatório realizado na doença de Alzheimer precoce mostrou que o exercício aeróbico está associado a benefícios na capacidade funcional. Os ganhos na aptidão cardiorrespiratória relacionados com o exercício foram associados a um melhor desempenho da memória e a uma redução da atrofia do hipocampo, o que sugere que os ganhos na aptidão cardiorrespiratória podem ser importantes para gerar benefícios para o cérebro.

Outra intervenção é o exercício domiciliário de Asmidawati et al. (2014) para melhorar o desempenho de viragem e a mobilidade entre idosos residentes na comunidade: protocolo para um ensaio controlado aleatório, mostrou que os resultados deste estudo fornecerão informações úteis para os clínicos sobre os tipos de exercícios para melhorar a capacidade de viragem em idosos com risco acrescido de quedas e a eficácia destes exercícios para melhorar os resultados. Dada a importância do equilíbrio para a independência e segurança dos idosos, e o efeito negativo da idade e dos problemas de saúde na capacidade de equilíbrio, o exercício tem sido uma intervenção amplamente investigada para melhorar o equilíbrio e reduzir o risco de quedas. Uma revisão da Cochrane referiu que o exercício de grupo multicomponente, que geralmente inclui treino de resistência e de equilíbrio, reduziu a taxa de quedas em 22% e o risco de quedas em 17% em adultos com 60 anos ou mais.

4. Objectivos

4.1 Objetivo geral

Conceber uma proposta de intervenção fisioterapêutica em pessoas idosas em centros geriátricos com base no MACP.

4.2. Objectivos específicos

- Elaborar um esquema de cuidados e de co-morbilidades com base na história clínica da pessoa.
- Conhecer a história de vida e as preferências da pessoa.
- Informar-se junto dos familiares sobre aspectos relevantes do residente.
- Analisar as histórias de vida com a equipa interdisciplinar.

- Conceber sessões de fisioterapia personalizadas
- Implementar as sessões personalizadas no centro
- Avaliar os resultados da experiência

5. Metodologia

5.1 . Tipo de estudo

O presente trabalho é uma proposta de intervenção para idosos residentes em centros geriátricos baseada nos princípios do MACP

Baseia-se na análise da literatura relacionada com a ACP e a fisioterapia para o desenvolvimento do programa. E propõe-se a sua aplicação num centro residencial para idosos. É necessária a colaboração da equipa interdisciplinar do centro para recolher dados que ajudem a adaptar uma história clínica fisioterapêutica e a criar um programa de cinesiterapia para cada pessoa. E, através da utilização de entrevistas semi-estruturadas, serão recolhidos dados autobiográficos relevantes dos residentes para criar uma história de vida.

5.2 Participantes

A intervenção destina-se a pessoas idosas que vivem em centros geriátricos. O seu principal objetivo é trabalhar com residentes com demência e problemas de equilíbrio e coordenação. No entanto, está aberta a residentes sem défice cognitivo significativo que necessitem de atenção no Serviço de Fisioterapia. Estão excluídas da intervenção as pessoas que não desejem participar e os residentes cujos cuidadores não desejem que participem e que não assinem o formulário de consentimento informado.

O projeto é aplicado a uma amostra de 6 residentes de um centro geriátrico no Equador, na província de Pichincha, cantão de Sangolquí.

5.3 Caraterísticas do centro

Oásis de Plata é um Clube Residencial para idosos é o centro onde se realizaram as práticas do Mestrado em Gerontologia e Cuidados Centrados na Pessoa da Universidade Internacional de Valência. A sua missão é partilhar e renascer com os idosos e a sua sabedoria, para harmonizar as nossas vidas através da recreação e da reativação de emoções e sensações. A sua visão é ser um centro de atenção e cuidados para os idosos, a fim de alcançar a harmonia na vida, através de um espaço de integração, recreação e interação.

Quanto às suas instalações, o centro é uma casa de 2 andares com quartos individuais em suite para os 6 idosos, tem uma sala de estar, 1 casa de banho social, uma sala de jantar, uma cozinha, uma zona de descanso onde podem apanhar sol de manhã e um espaço verde onde podem passear, bem como árvores de fruto, canários e coelhos. O centro oferece cuidados de dia, cuidados permanentes e cuidados temporários.

5.4 Materiais-Instrumentos

5.4.1 Historial médico

A história clínica do residente forneceu informações sobre o estado de saúde e psicológico, as recomendações da equipa interdisciplinar, as indicações farmacológicas e a avaliação fisioterapêutica. Esta informação indicava os pontos fortes e as limitações do residente para elaborar um esquema individual de intervenção fisioterapêutica baseado no modelo de Cuidados Centrados na Pessoa.

Na avaliação fisioterapêutica proposta para este estudo, são determinados os seguintes testes e avaliações:

- O teste postural (Mantilla, 2018) permite-nos medir a nossa postura corporal. Ajuda-nos a detetar qualquer deformidade no corpo. Avalia a vista anterior, posterior e lateral.
- O Teste de Daniels (1946, como citado em Kottke e Lehmann, 2002) permite medir a força muscular, por grupos musculares e individualmente, determinando uma escala em graus que vão de 0 a 5, em que o grau 0 é a ausência de contração muscular e nenhum movimento articular e o grau 5 é a contração muscular que supera a resistência e a amplitude articular completa.
- A Escala de Tinetti (1986, como citado em Mantilla, 2018), avalia a capacidade de marcha e o equilíbrio de uma pessoa e determina o seu risco de queda.

- Escala de Berg (1992, como citado em Mantilla, 2018), usada para medir a capacidade do paciente de se sentar, ficar de pé, estender os braços sem perder o equilíbrio, ficar em uma perna e virar.
- O teste de equilíbrio (Mantilla, 2018) consiste em avaliar e cronometrar a capacidade do paciente para se manter em diferentes posições: com os pés lado a lado, em posição semi-tandem e tandem; se o paciente for capaz de manter a posição durante pelo menos 10 segundos, não tem problemas de equilíbrio.
- Teste de velocidade de marcha (Kottke e Lehmann, 2002): pede-se ao doente que caminhe a uma distância de 4 metros e cronometra-se o tempo necessário para completar a distância.
- Teste de levantar-se da cadeira (Mantilla, 2018), pede-se ao paciente sentado que se levante com os braços cruzados sobre o peito. Se o paciente for capaz de o fazer, deve efetuar 5 repetições do exercício e o tempo necessário para o realizar é anotado.
- A Escala de Rosow-Breslau (1966, como citado em Mantilla, 2018), é composta por vários itens, mas baseamo-nos no item de mobilidade, no qual avaliamos a marcha, as actividades em casa e o subir e descer escadas.

Uma vez aplicadas as diferentes avaliações a cada utente, são determinados os objectivos a curto e a longo prazo, a fim de elaborar o plano de tratamento.

O plano de tratamento foi aplicado individualmente, com um tempo aproximado de 20 a 30 minutos por utilizador. As avaliações foram efectuadas de 3 em 3 dias para determinar a evolução da aplicação da cinesiterapia nos idosos.

5.4.2 Entrevista semi-estruturada com o residente

As entrevistas foram efectuadas de forma aleatória e individual com cada residente. O esquema de perguntas:

- Como ele gosta de ser chamado.
- A duração da estadia no centro.
- As actividades que realizava nas suas horas de descanso, antes de entrar no Centro.
- Atividade profissional, horário de expediente ou actividades em casa.
- Passatempos e se se interessa por algum desporto.
- Doenças sofridas, cirurgias efectuadas.
- Se for deficiente visual ou auditivo. Se utiliza dispositivos de assistência (óculos ou aparelhos auditivos).
- Se tem conhecimento do seu estado de saúde atual.
- Dificuldades em realizar as actividades de vida diária no Centro.

- As actividades em que gosta de participar.
- Actividades que não são do seu agrado.
- Presença de dificuldades na marcha ou nas actividades de terapia ocupacional.
- A música de que gosta, para ouvir ou para actividades.
- As actividades que gostaria de ver aumentadas no Centro ou que gostaria de realizar.
- Prefere fazer a atividade sozinho ou em grupo.

5.4.3. Entrevista da equipa interdisciplinar

Através da realização de um diálogo com a equipa interdisciplinar, conseguiu-se uma visão global do residente e, de acordo com cada especialidade, obteve-se uma abordagem e recomendações para um resultado positivo na intervenção. O esquema de perguntas a cada um dos membros da equipa interdisciplinar baseou-se em:

- No domínio ou especialidade em que opera.
- Tempo de trabalho no Centro Gerontológico.
- Diagnóstico e medicação aplicada a cada um dos utentes.
- Recomendações sobre cuidados e trabalho para cada idoso.
- Com que frequência efectua um controlo ou uma intervenção junto dos idosos?

- As realizações da sua intervenção e as experiências com os residentes.
- É realizado um diálogo semanal com a equipa interdisciplinar para conhecer o estado de saúde e psicológico dos residentes.

5.4.4 História de vida

É importante reconhecer o residente como uma pessoa única, independente, com um passado com experiências, alegrias, memórias, passatempos e tristezas, e por isso foi recomendado que o centro geriátrico criasse um documento com a história de vida do residente. Na entrevista com o residente, foi desenvolvido um diálogo sobre memórias e experiências.

Para a implementação da história de vida nos residentes, foram realizadas várias entrevistas durante o período de estágio, estas conversas foram realizadas enquanto se passeava no jardim ou quando as pessoas estavam a apanhar sol pela manhã, salienta-se que as entrevistas foram individuais, com discrição, rigorosa confidencialidade, respeitando o espaço e com o devido cuidado para a complexidade das respostas.

As questões colocadas aos utilizadores e prestadores de cuidados foram as seguintes

- Informações sobre a família: local de nascimento, pais, irmãos, tias, tios, primos, etc.
- Informações sobre a infância: onde cresceu, recordações de criança, se pregava partidas, nomes dos seus amigos, relação dos seus pais.
- Informações académicas: onde estudou, escola, faculdade, universidade, experiências, memórias académicas, melhores amigos.
- Informações: passatempos, viagens, recordações, amigos, alegrias e tristezas, experiências da sua juventude e maturidade.
- Informações sobre o parceiro; se casado, com quem casou, como se conheceram, filhos, netos, nomes, experiências, vivências, recordações.
- Música e desporto: quer goste ou não, que desporto praticava, que música gosta, se dança ou não. Música que lhe traz recordações.
- Que projectos tem na sua vida, como se sente neste momento?

5.4 Procedimento de recolha de dados

Para a realização de uma anamnese fisioterapêutica, foram incluídas as recomendações do pessoal do centro gerontológico e os dados relevantes da história de vida de cada utente. Com base nesta avaliação, foi elaborado um objetivo fisioterapêutico para cada doente e, em seguida, foi realizado um programa de exercícios de coordenação e de equilíbrio.

Antes da recolha de dados, foi solicitado um termo de consentimento ao Centro de Gerontologia (Anexo 1.) e outro aos familiares ou representantes dos utentes (Anexo 2.) para que estes aprovassem a participação do utente nesta proposta de intervenção. História Clínica Fisioterapêutica (Anexo 3.). Foram realizadas entrevistas com a equipa interdisciplinar do centro gerontológico, e entrevistas com os residentes. Uma vez codificada a informação da história clínica fisioterapêutica, estabeleceram-se os objectivos de tratamento para cada residente.

A recolha de informação foi dividida em 6 sessões, a primeira sessão foi um diálogo com a equipa interdisciplinar e foi enviado o consentimento informado aos familiares e a autorização para a recolha de dados foi enviada para o Centro de Gerontologia, na segunda sessão foi realizada a primeira entrevista e anamnese com cada utente e foi revista a história clínica, na terceira sessão foi realizado o teste postural, na quarta sessão foi realizado o teste de Daniels, Escala de Tinetti, na segunda sessão realizou-se a entrevista com os utentes para falar da sua vida pessoal e profissional, na quinta sessão realizaram-se testes de equilíbrio e coordenação, na sexta sessão realizou-se a terceira entrevista com o utente sobre as suas experiências de vida e projectos a curto ou longo prazo, realizou-se a avaliação da informação recolhida nos testes dos utentes e determinaram-se os objectivos e tratamento, a partir da sétima sessão realizaram-se exercícios e circuitos de equilíbrio e coordenação e dialogou-se com o utente sobre os seus gostos e preferências.

5.5 Planeamento da intervenção

A intervenção foi concebida para ter lugar ao longo de 2 meses, com sessões diárias de segunda a sexta-feira, tendo cada intervenção uma duração de 30 minutos por residente.

Durante o primeiro mês e meio, são recolhidos os consentimentos informados, as informações e as sessões são concebidas. Na segunda quinzena do segundo mês, seriam aplicadas as sessões projectadas para cada residente. No entanto, devido aos confinamentos e restrições derivados da pandemia, a intervenção só será aplicada durante duas semanas. Embora se trate de um curto período de tempo, espera-se que seja recolhido feedback para melhorar a presente conceção.

O programa será dividido em: exercícios de fortalecimento duas vezes por semana, exercícios de coordenação duas vezes por semana, uma vez por semana haverá uma caminhada de 20 minutos com cada residente para realizar uma entrevista de história de vida enquanto ouve música a seu gosto. Cada sessão será planeada de acordo com o estado emocional, de saúde e psicológico do paciente.

- OBJECTIVO: Melhorar a força muscular e a coordenação na marcha.

A terapia é recomendada por 2 meses e será dividida em:

- Exercícios de fortalecimento duas vezes por semana.
- Exercícios de coordenação 2 vezes por semana.

Uma vez por semana, será efectuada uma caminhada de 20 minutos com cada residente para realizar uma entrevista sobre a história de vida.

A duração de cada intervenção será de meia hora.

Cada sessão será planeada de acordo com o estado emocional, de saúde e psicológico do paciente.

5.6.1. Distribuição dos exercícios por dia e por semana

SEMANA 1

Dia 1: Os exercícios serão realizados numa posição sentada.

- Exercícios de relaxamento, respiração profunda com movimentos dos braços.
- Exercícios para os membros superiores (ombro, cotovelo, pulso, dedos) 10 repetições
- Exercícios para os membros inferiores (anca, joelho, tornozelo e dedos dos pés) 10 repetições

Dia 2: Os exercícios serão realizados numa posição sentada.

- Exercícios de relaxamento, respiração profunda com movimentos dos braços.
- O primeiro circuito é efectuado:
- Jigsaw: montar um puzzle de 4 peças
- Transferência: dois baldes, um com bolas e o outro vazio, colocar as bolas de um balde para o outro.
- Levantar-se e sentar-se 4 vezes seguidas

Dia 3: Caminhar durante 5 minutos de cada vez

Dia 4: Os exercícios devem ser realizados numa posição sentada.

- Exercícios de relaxamento, respiração profunda com movimentos dos braços.
- Exercícios para os membros superiores (ombro, cotovelo, pulso e dedos) 10 repetições
- Exercícios para os membros inferiores (anca, joelho, tornozelo e dedos dos pés) 10 repetições

Dia 5: Os exercícios serão realizados numa posição sentada e de pé.

- Exercícios de relaxamento, respiração profunda com movimentos dos braços.
- O primeiro circuito é efectuado:

- Anéis: anéis colocados num pedestal, retirá-los com a mão direita, colocá-los na mesa e voltar a colocá-los com a mão esquerda.
- Transferência: dois baldes, um com bolas e outro vazio, cada balde deve estar numa mesa diferente, o residente deve levantar-se e transportar a bola de um balde para o outro.
- Andar no estábulo durante 5 minutos de cada vez.

SEMANA 2

Dia 1: Os exercícios são efectuados em posição de pé.

- Exercícios de relaxamento, respiração profunda com movimentos dos braços.
- Exercícios para os membros superiores (ombro, cotovelo, pulso e dedos) 10 repetições.
- Exercícios para os membros inferiores (anca, joelho, tornozelo e dedos dos pés) 10 repetições. Caminhar durante 5 minutos de cada vez.

Dia 2: Exercícios de relaxamento, respiração profunda com movimentos dos braços.

O circuito está feito:

- Distância de 2 metros marcada com um cone e 2 repetições cada, depois proceder aos exercícios seguintes:

- Caminhar com o apoio do terapeuta e regressar à posição inicial.
- Coloque-se em posição lateral e caminhe lateralmente para a frente e para trás.
- Ficar na ponta dos pés 10 vezes
- Apoiar-se nos calcanhares 10 vezes

Dia 3: Caminhar durante 10 minutos de cada vez, ouvindo música ao gosto do residente.

Dia 4: Os exercícios serão efectuados em posição de pé.

- Exercícios de relaxamento, respiração profunda com movimentos dos braços.
- Exercícios para os membros superiores (ombro, cotovelo, pulso e dedos) 10 repetições.
- Exercícios para os membros inferiores (anca, joelho, tornozelo e dedos dos pés) 10 repetições. Caminhar durante 5 minutos de cada vez.

O paciente, sentado com uma bola média, efectua 6 repetições dos seguintes exercícios:

- Passar a bola de uma mão para a outra atrás das costas.
- Passar a bola de uma mão para a outra por cima da cabeça.
- Com a bola a tocar em cada um dos dedos dos pés.

Dia 5: Exercícios de relaxamento, respiração profunda com movimentos dos braços.

- Os movimentos seguintes são executados ao som da canção preferida do residente:
- Seis passos para a frente, seis passos para trás 5 repetições
- Dois passos laterais para a esquerda, dois passos laterais para a direita, 10 repetições.
- Andar no estábulo, 30 segundos. Este circuito repete-se durante todo o tempo da canção.

SEMANA 3

Dia 1: Os exercícios são efectuados na posição de pé.

- Exercícios de relaxamento, respiração profunda com movimentos dos braços.
- Exercícios para os membros superiores (ombro, cotovelo, pulso e dedos) 10 repetições.
- Exercícios para os membros inferiores (anca, joelho, tornozelo e dedos dos pés) 10 repetições.
- Caminhar durante 10 minutos de cada vez.
- O paciente, sentado com uma bola média, efectua 6 repetições dos seguintes exercícios:
- Passar a bola de uma mão para a outra atrás das costas.
- Passar a bola de uma mão para a outra por cima da cabeça.
- Com a bola a tocar em cada um dos dedos dos pés.

Dia 2: Exercícios de relaxamento, respiração profunda com movimentos dos braços.

O circuito está feito:

- Distância de 3 metros marcada com um cone0 e 2 repetições cada, depois proceder aos exercícios seguintes:
- Caminhar com o apoio do terapeuta e regressar à posição inicial.
- Coloque-se em posição lateral e caminhe lateralmente para a frente e para trás.
- Ficar na ponta dos pés 10 vezes
- Apoiar-se nos calcanhares 10 vezes
- Caminhar em ziguezague duas vezes.

Dia 3: Dar um passeio de 20 minutos de cada vez, ouvir música do agrado do residente e falar sobre as suas recordações.

Dia 4: Os exercícios serão efectuados em posição de pé.

- Exercícios de relaxamento, respiração profunda com movimentos dos braços.
- Exercícios para os membros superiores (ombro, cotovelo, pulso e dedos) 10 repetições.
- Exercícios para os membros inferiores (anca, joelho, tornozelo e dedos dos pés) 10 repetições. Caminhar durante 10

minutos de cada vez, incluindo uma caminhada em ziguezague numa distância de 2 metros.

- Ficar na ponta dos pés 10 vezes
- Apoiar-se nos calcanhares 10 vezes
- Andar em ziguezague duas vezes.

Dia 5: Exercícios de relaxamento, respiração profunda com movimentos dos braços.

O paciente, sentado com uma bola média, efectua 6 repetições dos seguintes exercícios:

- Passar a bola de uma mão para a outra atrás das costas.
- Passar a bola de uma mão para a outra por cima da cabeça.
- Com a bola a tocar em cada um dos dedos dos pés.

O circuito a efetuar é composto por 3 fases e 2 repetições:

- Fase I: percurso em ziguezague de 2 metros
- Fase II: lançar uma bola e derrubar os pinos que se encontram a 2 metros de distância.
- Fase III: 2 baldes, um com bolas e outro vazio, transferir as bolas de um balde para o outro.

SEMANA 4

Dia 1: Os exercícios são efectuados em posição de pé.

- Exercícios de relaxamento, respiração profunda com movimentos dos braços.
- Exercícios para os membros superiores (ombro, cotovelo, pulso e dedos) 10 repetições.
- Exercícios para os membros inferiores (anca, joelho, tornozelo e dedos dos pés) 10 repetições.

O paciente, sentado com uma bola média, efectua 6 repetições dos seguintes exercícios:

- Passar a bola de uma mão para a outra atrás das costas.
- Passar a bola de uma mão para a outra por cima da cabeça.
- Com a bola a tocar em cada um dos dedos dos pés.
- Caminhar durante 15 minutos de cada vez.

Dia 2: Exercícios de relaxamento, respiração profunda com movimentos dos braços.

O circuito está feito:

- Distância de 3 metros marcada com um cone e 2 repetições cada, depois passar aos exercícios seguintes:
- Caminhar com o apoio do terapeuta e regressar à posição inicial.
- Coloque-se em posição lateral e caminhe lateralmente para a frente e para trás.
- Ficar na ponta dos pés 10 vezes

- Apoiar-se nos calcanhares 10 vezes
- Andar em ziguezague três vezes.

Dia 3: Dar um passeio de 20 minutos de cada vez, ouvir música do agrado do residente e falar sobre as suas recordações.

Dia 4: Os exercícios serão efectuados em posição de pé.

- Exercícios de relaxamento, respiração profunda com movimentos dos braços.
- Exercícios para os membros superiores (ombro, cotovelo, pulso e dedos) 10 repetições.
- Exercícios para os membros inferiores (anca, joelho, tornozelo e dedos dos pés) 10 repetições. Caminhar durante 10 minutos de cada vez, incluindo uma caminhada em ziguezague numa distância de 2 metros.
- Ficar na ponta dos pés 10 vezes
- Apoiar-se nos calcanhares 10 vezes.

Dia 5: Exercícios de relaxamento, respiração profunda com movimentos dos braços.

- O paciente, sentado com uma bola média, efectua 6 repetições dos seguintes exercícios:
- Passar a bola de uma mão para a outra atrás das costas.
- Passar a bola de uma mão para a outra por cima da cabeça.
- Com a bola a tocar em cada um dos dedos dos pés.

O circuito a efetuar é composto por 4 fases e 2 repetições:

- Fase I: caminhada em ziguezague de 2 metros, depois um metro para trás, com a ajuda do terapeuta.
- Fase II: pontapear uma bola
- Fase III: 2 baldes, um com bolas e outro vazio, com uma distância de separação de 2 metros, atirar as bolas de um balde para o outro.

6 Resultados

A presente proposta de intervenção foi dividida em duas partes, a primeira com duração de 2 meses com entrevistas uma vez por semana, as atividades foram a coleta de informações para a elaboração da História Clínica Fisioterapêutica baseada no MACP, a História de Vida e o planejamento do tratamento para cada residente, a segunda parte foi realizada por um período de duas semanas de segunda a sexta-feira com a aplicação do tratamento fisioterapêutico a cada residente. O tempo de aplicação foi inferior ao planeado devido às alterações decorrentes da situação de confinamento pandémico. Apesar disso, foi possível observar uma melhora na força muscular e na coordenação dos residentes na realização das atividades. Por sua vez, uma melhor disposição para realizar os exercícios, com um estado de espírito adequado.

Houve uma exceção. Um utente que, devido ao seu acelerado défice cognitivo decorrente da doença de Alzheimer, que vinha apresentando problemas de ansiedade e perda de coordenação óculo-manual, não progrediu adequadamente na realização dos exercícios. No entanto, com ele, foram realizadas caminhadas de 20 minutos, com orientação do terapeuta, executando exercícios de coordenação da marcha (andar para trás e para a frente e ziguezaguear).

Embora o tempo recomendado para a recolha de informações para uma história de vida seja de aproximadamente 6 meses, no curto espaço de tempo foram recolhidas informações relevantes na história clínica do utente. O tempo foi curto, mas ter trabalhado na fisioterapia com exercícios, jogos, circuitos, foi um suporte para que os usuários tivessem confiança em falar sobre detalhes de suas vidas; a imagem do terapeuta foi modificada, não era o profissional que realiza uma intervenção, era um colega residente com quem compartilhavam um momento agradável enquanto se exercitavam e conversavam.

Ao realizar a fisioterapia com a abordagem MACP, o diálogo terapeuta-paciente foi modificado para um diálogo de colegas residentes, a hierarquia é mantida, mas é um tratamento horizontal, o usuário tem a confiança para propor mudanças no seu tratamento. Como profissional de saúde, a visão de trabalho mudou, uma vez que conheço pormenores importantes da vida das pessoas, posso abordar o tratamento de uma forma diferente, assertiva e global, tornando o utente, apesar dos seus problemas de demência ou depressão, mais recetivo, sociável e com uma predisposição positiva na realização do tratamento.

A história de vida fica marcada na memória do profissional, entendendo que por trás de um olhar perdido existe uma pessoa que viveu experiências, foi um eixo para uma família, marcou a vida de outras pessoas, foi um filho, tio ou um pai amoroso, que em seus anos dourados necessita de assistência médica e cuidados especiais. No final do estudo, um dos utilizadores faleceu, para a sua família foi uma agradável recordação ter a história de vida de alguém que lhes era tão querido.

Segue-se um excerto de cada história de vida:

"Betty .... Pensei em tornar-me freira, mas decidi entrar para a ordem quando tinha 40 anos e me disseram que era demasiado tarde. Mas sempre fui à oração todos os domingos e à Hora Santa às quintas-feiras com as irmãs OSCUS. Gosto muito da oração e da vida religiosa, por isso nunca pensei em casar-me.

"Carlos .... Sempre vivemos em família, eu gostava de brincar sozinho, apanhava minhocas e punha-as num frasco com água, falava com as formigas, jogava futebol e berlindes. Gostava de cantar música religiosa com a minha mãe e de tocar piano, especialmente a canção "Ya no he de volver". Gosto de escrever poemas, contos, alguns dos

quais foram publicados na Casa de la Cultura ¨ La música¨ criada em 1975 e ¨Musgo y Guarida¨ que foi publicada em 1983".

"Lidia... Tenho vários problemas de saúde; por causa da anca esquerda não posso andar e desloco-me numa cadeira de rodas, os meus pulmões são delicados e protegem-me do frio, consigo comunicar pouco, mas com os meus olhos estou atenta a tudo o que acontece à minha volta. Por vezes, o meu olhar perde-se no horizonte, lembro-me da minha vida, fico nostálgico e choro".

"Lupita... Costumava vestir-me com muita elegância e usar saltos altos, adoro dançar e ouvir pasillos, especialmente Julio Jaramillo,... Apesar da minha deficiência cognitiva e da minha dor no joelho, gosto de pintar, fazer trabalhos manuais e exercício. E quando posso dançar, faço-o com prazer. Lembro-me sempre da minha mãe e estou sempre a chamá-la".

"Pedro .... Viajei para Havana e gosto de falar do Comandante Che Guevara, tenho um boné verde com uma estrela vermelha que me faz lembrar dele. Tive uma desilusão amorosa muito forte que me causou uma grande depressão e pouco a pouco desenvolvi Alzheimer. A minha vida é calma mas os meus pensamentos são atravessados pelos meus pensamentos. A minha vida é calma, mas os meus pensamentos cruzam-se na minha cabeça e não me lembro de muitas coisas".

"Ruth... Adorava passar o tempo em casa, aprendi a tocar piano quando tinha seis anos, a canção de que gostava era Lluvia de Rosas (Chuva de Rosas), gosto de música clássica. A minha tia Marujita Ortiz, que era solteira, mimava-me e comprava tecidos bonitos para a minha mãe fazer vestidos bonitos para mim. Em retrospetiva, a minha vida era muito bonita, a minha paixão era o meu trabalho e penso que isso causou problemas com o meu marido".

7 Discussão

7.1 Âmbito dos

Apesar do curto período de aplicação, foram evidentes as melhorias na força muscular e na coordenação nas suas actividades diárias. Esta experiência poderia ser realizada por um período mais longo e exportada para outros centros e outros contextos, pois pode ser benéfica para a qualidade de vida das pessoas idosas.

A visão e os fundamentos do MACP aplicados à fisioterapia proporcionaram uma abordagem individual, considerando a pessoa como um ser único, autónomo e integral. Apesar do curto período de tempo em que o programa foi aplicado, foi evidenciada uma mudança na atitude dos utentes em relação ao tratamento, bem como a personalização da terapia dada a cada utente. A aplicação do decálogo ACP é uma abordagem para mudar a visão na área da saúde, o que permitirá obter mudanças significativas e uma melhor resposta do utente aos tratamentos.

Na área pessoal, a aplicação da ACP na prática da fisioterapia modifica a abordagem na avaliação do utente, na definição dos objectivos do tratamento considerando as expectativas, medos, hobbies e actividades que não são do agrado do utente, ao considerar as observações do utente e propor um tratamento individual, o resultado foi positivo apesar do pouco tempo de aplicação. Esta proposta de intervenção no campo da fisioterapia com enfoque no MACP pode servir como um início para um atendimento fisioterapêutico mais próximo e eficaz, com o objetivo de otimizar os tratamentos e centrar-se na pessoa como um ser único.

O curto período de implementação deu resultados positivos, mas o programa seria melhorado se fosse conduzido durante um período superior a 9 semanas, tal como a intervenção de Bossers (2015) mostrou que, em comparação com um grupo de controlo sem exercício, uma combinação de treino aeróbico e de força é mais eficaz do que o treino aeróbico isolado para abrandar o declínio cognitivo e motor em doentes com demência. Por outro lado, o ensaio de Lamb et al. (2018) mostrou que o programa de treino de exercício melhorou a aptidão física, mas não se registaram melhorias notáveis noutros resultados clínicos.

Outro estudo interessante foi o de Morris et al. (2017), que mostrou que o exercício aeróbico no início da doença de Alzheimer está associado a benefícios na capacidade funcional. Os ganhos na aptidão cardiorrespiratória relacionados ao exercício foram associados a um melhor desempenho da memória e à redução da atrofia do hipocampo, sugerindo que os ganhos na aptidão cardiorrespiratória podem ser importantes para gerar benefícios cerebrais. Asmidawati et al. (2014), entretanto, efectuam uma revisão Cochrane e referem que o exercício de grupo multicomponente, que geralmente inclui treino de resistência e equilíbrio, reduziu a taxa de quedas em 22% e o risco de quedas em 17% em adultos com 60 anos ou mais.

Guzmán et al. (2016), por sua vez, realizaram um estudo quantitativo com um desenho quase experimental, com base na comparação dos resultados obtidos no início e no final do período de estudo, foi determinado que o grupo populacional de Idosos institucionalizados com dependência física leve e ausência de comprometimento cognitivo apresentou uma diminuição em ambas as condições após a participação no programa implementado. A capacidade de independência foi alcançada após 10 meses de actividades físico-recreativas, que foi a duração da intervenção.

7.2. Limitações e propostas de melhoria

As restrições e a contenção da pandemia pelo Comité Nacional de Operações de Emergência (Governo do Equador) limitaram o período de execução da proposta.

O défice cognitivo devido a situações de saúde, que geram estados de ansiedade e perda de coordenação, é um fator limitativo para a aplicação do programa.

O programa de exercícios não é cumprido à risca, devido às variações do estado emocional, cognitivo, de saúde e psicológico de cada residente na sua execução.

Como ponto de melhoria, é importante formar o pessoal de enfermagem para colaborar na independência das actividades de cada residente.

7.3. Linhas futuras

Alargar esta intervenção de fisioterapia a um programa abrangente de fisioterapia baseado na ACP que mantenha uma abordagem interdisciplinar e individual para cada residente.

Centrar-se nas necessidades do paciente, tendo uma visão global da doença, obtendo uma perspetiva completa da situação física, psicológica, emocional e social de cada utente. Os tratamentos fisioterapêuticos devem ser socializados com o utente, e com um adequado critério e explicação dos benefícios, chegar a um consenso ou mudança de tratamento, e realizar um diálogo assertivo e eficaz entre terapeuta - utente.

8 Conclusões

Apesar da curta implementação do programa, foi evidente a importância de um programa individualizado para cada residente, no qual é elaborado um horário, dando a importância e os cuidados que cada pessoa necessita.

Como se tratava de um programa personalizado, os residentes estavam mais interessados em fazer os exercícios e sentiam-se importantes, amados e estimados pelo terapeuta.

A implementação de um tratamento terapêutico que tenha em conta as recomendações do idoso, dá um resultado positivo e eficaz à intervenção.

Uma abordagem interdisciplinar no registo médico da fisioterapia permite uma intervenção terapêutica global e eficaz.

A inclusão da história de vida no diário de bordo do residente permite uma abordagem global da equipa interdisciplinar.

9 Referências bibliográficas

Asmidawati, A., Hamid, T. A., Hussain, R. M., & Hill, K. D. (2014). *Exercício em casa para melhorar o desempenho de giro e mobilidade entre idosos que vivem na comunidade: Protocolo para um ensaio clínico randomizado. BMC Geriatrics, 14* doi: http://dx.doi.org.universidadviu.idm.oclc.org/10.1186/1471-2318-14-100

Bernal, E., Faus, V., Bernal, R. (2006). *Presbivertigem: exercícios vestibulares*. Gerokomos, *17*(4). https://scielo.isciii.es/scielo.php?script=sci_arttext&pid=S1134-928X2006000400004

Bossers, W., (2015). *Um programa de treinamento aeróbico e de força de 9 semanas melhora a função cognitiva e motora em pacientes com demência: um ensaio clínico randomizado e controlado.* PubMed. https://pubmed.ncbi.nlm.nih.gov/25648055/

Botero, B., e Pico, M. (2007). *Qualidade de vida relacionada com a saúde (QVRS) em adultos com mais de 60 anos: uma abordagem teórica. Towards health promotion, 12*, 11-24. Recuperado de: http://www.scielo.org.co/pdf/hpsal/v12n1/v12n1a01.pdf

Bull, F. C., Al-Ansari, S. S., Biddle, S., Borodulin, K., Buman, M. P., Cardon, G., Carty, C., Chaput, J. P., Chastin, S., Chou, R., Dempsey, P. C., DiPietro, L., Ekelund, U., Firth, J., Friedenreich, C. M., Garcia, L., Gichu, M., Jago, R., Katzmarzyk, P. T., Lambert, E. e Willumsen, J. F. (2020). *Diretrizes da Organização Mundial da Saúde 2020 sobre atividade física e comportamento sedentário. British journal of sports medicine, 54*(24), 1451-1462. https://doi.org/10.1136/bjsports-2020-102955

Capurro N, e Rada G, (2007). O processo de diagnóstico. *Revista médica de Chile, 135*(4). https://doi.org/10.4067/s0034-98872007000400018

De la Rosa, A., Olaso-Gonzalez, G., Arc-Chagnaud, C., Millan, F., Salvador-Pascual, A., García-Lucerga, C., Blasco-Lafarga, C., Garcia-Dominguez, E., Carretero, A., Correas, A. G., Viña, J., e Gomez-Cabrera, M. C. (2020). *Exercício físico na prevenção e tratamento da doença de Alzheimer. Journal of sport and health science, 9*(5), 394-404. https://doi.org/10.1016/j.jshs.2020.01.004

De las Peñas, C. F., e Ortiz, A. M., (2013). *Cinesioterapia, bases fisiológicas e aplicação prática* 1ª Edição. Elsevier

D'Hyver, C. (2017). Avaliação geriátrica abrangente. *Revista de la Facultad de Medicina de laUNAM, 60*(3) ,38-54. https://www.revistafacmed.com/index.php?option=com_phocadownload&view=file&id=902:valoracin-geritrica-integral&Itemid=79

Díaz-Veiga, P., Salazar, J., Etxaniz, N. e Matia Instituto Gerontológico (2017). *Módulo II: Bases conceptuais do Modelo de Cuidados Integrados Centrados na Pessoa, da avaliação à intervenção. Uma aproximação ao* modelo ACP. Editorial Universidade Internacional de Valência.

Díaz-Veiga, P., Salazar, J., Etxaniz, N., e Matia Instituto Gerontológico (2017). *Cuidados centrados na pessoa em Gerontologia: uma abordagem ao modelo ACP*. Editorial Universidade Internacional de Valência.

El Haj, M., & Gallouj, K. (2019). *Memórias de autodefinição no envelhecimento normal. Ciência do envelhecimento atual, 12*(1), 43-48. https://doi.org/10.2174/1874609812666190429130052

García María (2013) Manual de ejercicio físico para personas de edad edad https://fiapam.org/wp-content/uploads/2013/07/manual-cast-ultima.pdf

Goudriaan, I., van Boekel, L. C., Verbiest, M., van Hoof, J., e Luijkx, K. G. (2021). *Demência Iluminada? Uma revisão sistemática da literatura sobre a influência da luz ambiental interna na saúde de idosos com demência em instalações de cuidados de longo prazo. Clinical interventions in aging*, *16*, 909-937. https://doi.org/10.2147/CIA.S297865

Guzmán-Olea, Eduardo, Pimentel-Pérez, Bertha Maribel, Salas-Casas, Andrés, Armenta-Carrasco, Anthony Iván, Oliver-González, Leslie Betzabeth, e Agis-Juárez, Raúl A.... (2016). *Prevenção da dependência física e do comprometimento cognitivo através da implementação de um programa de reabilitação precoce em idosos institucionalizados. Ata universitaria*, *26*(6), 53-59. https://doi.org/10.15174/au.2016.1056

Hortobágyi, T., Granacher, U., Fernandez-Del-Olmo, M., Howatson, G., Manca, A., Deriu, F., Taube, W., Gruber, M., Márquez, G., Lundbye-Jensen, J., e Colomer-Poveda, D. (2021). *Relevância funcional da neuroplasticidade induzida pelo treinamento de resistência na saúde e na doença. Neuroscience and biobehavioral reviews*, *122*, 79-91. https://doi.org/10.1016/j.neubiorev.2020.12.019

Howard, E. P., Schreiber, R., Morris, J. N., Russotto, A., e Flashner-Fineman, S. (2016). COLLAGE 360: *Um modelo de cuidados centrados na pessoa para promover a saúde entre os adultos mais velhos. Journal of ageing research and healthcare, 1*(1), 21-30. https://doi.org/10.14302/issn.2474-7785.jarh-16-1123

Hsu, C. Y., Wu, H. H. H., Liao, H. E., Liao, T. H., Su, S. C., & Lin, P. S. (2021). *Programas de caminhada auto-monitorados versus supervisionados para adultos mais velhos. Medicina, 100*(16), e25561. https://doi.org/10.1097/MD.0000000000025561

*Colégio Oficial de Fisioterapeutas da Comunidade Valenciana (*2021). COLFISIOCV. https://www.colfisiocv.com

Kottke Frederic, & ,Lehmann Justus (2002). *Medicina física e reabilitação* (Quarta edição ed., Vol. 1). Editorial Médica Panamericana.

Kousha, A., Sayedi, A., Rezakhani, H., e Matlabi, H. (2020). O Protocolo Iraniano de Reminiscência em Grupo e Qualidade de Vida Relacionada à Saúde entre Idosos Institucionalizados. *Jornal de Cuidados de Saúde Multidisciplinares, 13*, 1027-1034. https://doi.org/10.2147/jmdh.s263421

Lamb, S. E., Sheehan, B., Atherton, N., Nichols, V., Collins, H., Mistry, D., Dosanjh, S., Slowther, A. M., Khan, I., Petrou, S., e Lall, R. (2018). *Ensaio de Demência e Atividade Física (DAPA) de treinamento de exercícios de intensidade moderada a alta para pessoas com demência: ensaio clínico randomizado. BMJ, k1675.* https://doi.org/10.1136/bmj.k1675

Lind, M., Bluck, S., e McAdams, D. P. (2021). Mais vulnerável? A abordagem da história de vida destaca o potencial de força das pessoas mais velhas durante a pandemia. *As revistas de gerontologia. Série B, Ciências psicológicas e ciências sociais, 76*(2), e45-e48. https://doi.org/10.1093/geronb/gbaa105

López-Cano, M. A., Navarro, B., Nieto, M., Andrés-Pretel, F., & Latorre, J. M. (2020). *Indução emocional autobiográfica em idosos por meio de canções populares: Efeito da colisão de reminiscência e enculturação. PloS one, 15(9), e0238434.* https://doi.

Mantilla, Alfonso (2018). *Instrumentos de avaliação fisioterapêutica em populações adultas e pediátricas: Utilizados na prática clínica; uma revisão da literatura*. Revista Movimiento Científico issn-l:2011-7191, 12 (2), 13-22 https://dialnet.unirioja.es/servlet/articulo?codigo=6985061

Martínez, T. (2013). *Cuidados centrados na pessoa*. http://www.acpgerontologia.com.

Moreno, María José (2017) *Avaliação de ambientes a partir do Modelo de Cuidados Centrados na Pessoa: acessibilidade e design ambiental* Editorial Universidad Internacional de Valencia.

Morris, J. K., Vidoni, E. D., Johnson, D. K., Van Sciver, A., Mahnken, J. D., Honea, R. A., Wilkins, H. M., Brooks, W. M., Billinger, S. A., Swerdlow, R. H., e Burns, J. M. (2017). *Exercício aeróbico para a doença de Alzheimer: um ensaio piloto controlado randomizado. PLOS ONE*, *12*(2), e0170547. https://doi.org/10.1371/journal.pone.0170547

Organização Mundial de Saúde (2006). CD47.R1 *Deficiência: prevenção e reabilitação no contexto do direito ao gozo do mais elevado nível possível de saúde física e mental e de outros direitos conexos.* https://www.paho.org/es/documentos/cd47r1-discapacidad-prevencion-rehabilitacion-contexto-derecho-al-disfrute-mas-alto acedido em 23/04/2021

Organização Mundial da Saúde (2015, 3 de outubro). *Uma boa saúde acrescenta vida aos anos.* https://apps.who.int/iris/handle/10665/75254

Organização Mundial da Saúde. (2017). *10 factos sobre o envelhecimento e a saúde.* https://www.who.int/es/news-room/fact-sheets/detail/envejecimiento-y-salud

Organização das Nações Unidas para a Educação, a Ciência e a Cultura (2018). Responsabilidade social e saúde. Relatório do Comitê

Internacional de Bioética da UNESCO. Logroño. http://www.cibir.es/files/biblioteca/2018-UNESCO-Bioetica.pdf

Romero, L. (2016, 2 de agosto). *Exercícios de Frenkel.* E Fisioterapia. https://www.efisioterapia.net/articulos/ejercicios-frenkel

Unutmaz, G. D., Soysal, P., Tuven, B., & Isik, A. T. (2018). *Custos de medicação em pacientes idosos: antes e depois de uma avaliação geriátrica abrangente. Intervenções clínicas no envelhecimento, 13*, 607-613. https://doi.org/10.2147/CIA.S159966

Yanguas, J., e Sánchez J. A. (2017). *Planeamento estratégico e operacional de acordo com o Modelo ACP: Desenho de projectos e processos.* Editorial Universidad Internacional de Valencia.

10. Anexos

Anexo 1. Recolha de dados dos utilizadores

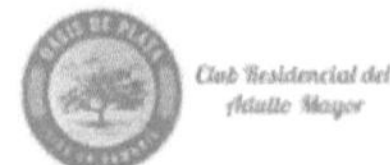

Quito, 21 de abril de 2021

Señores
Universidad Internacional de Valencia
Quito

De mi consideración:

Por medio del presente Oasis de Plata Club Residencial del Adulto Mayor, centro gerontológico, autoriza a la señora Lic. Raquel Elizabeth Rivera Vargas, a recoger la información necesaria sobre los expedientes de los usuarios para elaborar su Trabajo de Final del Máster Universitario en Gerontología y Atención centrada en la persona de la Universidad Internacional de Valencia.

La información que recoja deberá mantenerse en reserva y será utilizada únicamente para el trabajo final.

Atentamente,

Sharon Herrera Camacho
DIRECTORA DE OASIS DE PLATA

CC. Lic. Raquel Rivera

Anexo 2. Consentimento informado

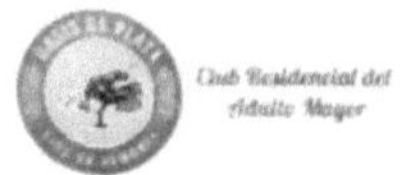

Quito, 22 de Abril del 2021

CONSENTIMIENTO INFORMADO

Yo, con C.C epresentante legal de con C.C. residente del Club Residencial del Adulto Mayor Oasis de La Plata, centro gerontológico autorizo para que a mi representado se le realice una valoración fisioterapéutica y crear una historia de vida.

Valoración que la realizará la Lic. Raquel Elizabeth Rivera Vargas, Fisioterapeuta, alumna del Máster de Gerontología y Atención Centrada en la Persona de la Universidad Internacional de Valencia.

Atentamente,

C.C

Anexo 3 Registos médicos fisioterapêuticos

HISTORIA CLINICA FISIOTERAPEUTICA

FECHA RECOLECCION DE DATOS:

NOMBRE: C.C.

EDAD: Fecha Nacimiento

ESTADO CIVIL: PROFESION:

DIAGNOSTICO:

RECOMENDACIONES EQUIPO INTERDICIPLINARIO

MEDICO GERIATRA

PSICOLOGA

PSIQUIATRA

TRABAJADORA SOCIAL

TERAPEUTA OCUPACIONAL

PROFESOR DE EDUCACION FISICA

MEDICACIÓN

pág. 1

HISTORIA CLINICA FISIOTERAPEUTICA

ANTECEDENTES RELEVANTES DE SU HISTORIA DE VIDA (lo que le gusta y no le gusta a la persona)

ANTECEDENTES CLINICOS

EXAMEN FÍSICO

TEST POSTURAL

TEST DE DANIELS

ESCALA TINETTI

ESCALA DE BERG

PRUEBA DE BALANCE

PRUEBA DE VELOCIDAD AL CAMINAR

PRUEVA DE LEVANTARSE DE LA SILLA

ESCALA ROSOW-BRESLAU

MOVILIDAD ARTICULAR

ARTICULACION	DERECHO	IZQUIERDO
HOMBRO		
CODO		
MUÑECA		
DEDOS		
CADERA		
RODILLA		
TOBILLOS		
DEDOS		
COLUMNA		

pág. 2

HISTORIA CLINICA FISIOTERAPEUTICA

PLAN DE TRATAMIENTO FISIOTERAPEUTICO

Objetivo

Tiempo de tratamiento

Descripción tratamiento

Observaciones y Recomendaciones

Firma del Fisioterapeuta

pág 3

ANEXO MODELO DE HISTÓRIA DE VIDA

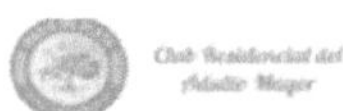

Historia de Vida

De............

FOTO

Soy, nací en Quito el 20 de Abril de...., viví con mi madre ...., mi abuelita Rosa y mi hermano mayor Gerardo, mi madre murió cuando tenía 13 años con cáncer de mama.

Estudié en un internado de la Providencia. Me gradué de secretaria bilingüe y trabajé en Andinatel, cuando fui mayor de edad viví en una residencia donde por medio de una amiga española conocí a las hermanas religiosas de Obra Social Cultural Sopeña (OSCUS), me encariñé mucho con ellas a los 30 años fui a trabajar a España en una agencia de turismo en Madrid durante 4 años, regresé a Ecuador porque tenía episodios de ausencias.

Mi hermano actualmente está divorciado pero tiene 4 hijos, Paulina, Esteban, Javier y Paty. Con los que tengo comunicación son Paulina y Esteban que están pendientes de mí.

Pensé en hacerme religiosa pero me decidí en ingresar a la orden cuando tenía 40 años y me dijeron que era muy tarde. Pero siempre asistía todos los domingos a la oración y a la hora santa los jueves con las hermanas de OSCUS. También asistí a los talleres de Manualidades y Primeros auxilios.

En OSCUS tenía una hermana religiosa Patrocinio de cariño le decían Patri, yo la quería mucho y la llamaba mamá, murió hace un año.

Me gusta mucho rezar, y la vida religiosa por eso nunca pensé en casarme.

El señor dio su vida por los pecadores, se entregó

Siempre pensé estar en una residencia de mayores, cuando me enseño en una parte ya no quiero salir.

Mis diagnósticos son epilepsia con periodos de ausencias, uso audífono izquierdo, para trasladarme ando con bastón con medio de precaución para no caerme.

Me siento tranquila, estoy enseñada aquí, me gusta el pollo frito, leer el periódico y ver las noticias para estar informada.

.... fallece el 1 de Junio de 2021

"Padre nuestro tu que están en los que aman la verdad,

Has que el Reino que por ti se dio llegue pronto a nuestro corazón,

Que el amor, que tu hijo, nos dejó, ese amor, reine ya... en nosotros,

Y en el pan de la unidad Cristo danos tú la paz,

Y olvídate de nuestro mal,

si olvidamos el de los demás,

no permitas, que caigamos en tentación...

Oh Señor, y ten piedad del mundo.... "

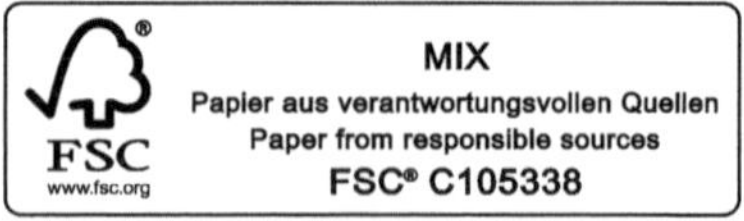

Printed by Books on Demand GmbH, Norderstedt / Germany